CONTRIBUTION A L'ÉTUDE

DE

LA LYMPHANGITE GANGRÉNEUSE

DU PÉNIS

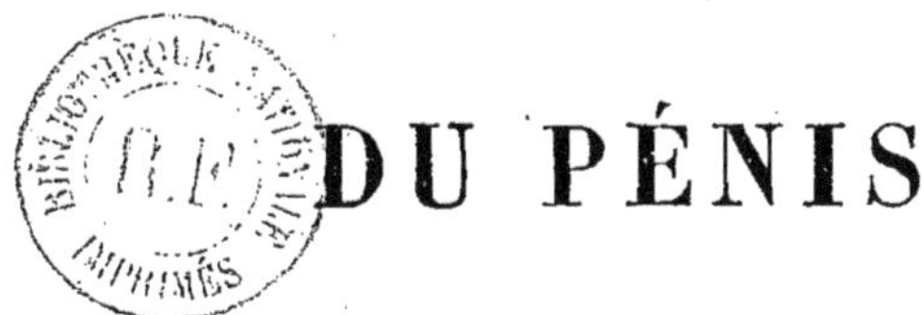

PAR

Le Docteur Louis TAURIN

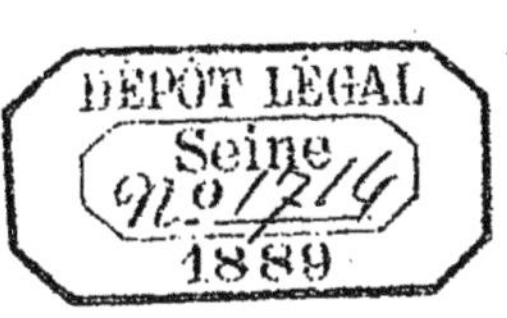

PARIS

LIBRAIRIE COTILLON

F. PICHON, SUCCESSEUR, IMPRIMEUR-ÉDITEUR,

282, RUE SAINT-JACQUES, & 24, RUE SOUFFLOT.

—

1889

CONTRIBUTION A L'ÉTUDE

DE LA

LYMPHANGITE GANGRÉNEUSE DU PÉNIS

INTRODUCTION.

En 1883 pendant notre année d'externat dans le service de notre maître le professeur Fournier, nous avons eu l'occasion, rare, d'observer de très près un cas de gangrène du pénis.

Une leçon clinique magistrale faite alors par le savant professeur, nous avait donné l'idée de choisir ce cas comme sujet de notre thèse inaugurale, l'observation ayant été prise par nous avec le plus grand soin.

Nous avons été devancé par M. le Dr Lallemand qui, en 1884, soutint une thèse sur les gangrènes foudroyantes spontanées des organes génitaux externes de l'homme. Remercions-le ici, en passant, d'avoir nommé l'auteur de l'observation principale de son travail.

Depuis, plusieurs auteurs, que nous citerons dans le cours de cette étude, ont repris la question ; c'est ce qui nous a engagé, non pas à refaire, mais à essayer de compléter, aidé des idées nouvelles, le travail de notre devancier.

Nous ajouterons qu'une grande partie de cet opuscule était déjà faite quand nous avons eu connaissance de la thèse soutenue par M. Lallemand, et que nous ne nous sommes décidé à continuer qu'après avoir demandé un avis autorisé.

Nous passerons en revue les causes les plus fréquentes de gangrène du pénis. Causes générales et causes locales. Nous étudierons ensuite plus spécialement la lymphangite gangréneuse de cet organe et donnerons enfin notre observation personnelle qui n'est pas malheureusement inédite, accompagnée de plusieurs autres que nous ne pourrions omettre de crainte de nuire à l'homogénéité du travail en renvoyant le lecteur aux origines.

Nous tenons, avant d'entrer dans notre sujet, à remercier ici notre excellent maître et président de thèse, M. le professeur Fournier des conseils qu'il nous a donnés et de la bienveillance qu'il n'a cessé de nous témoigner pendant notre année d'externat dans son service.

Nous adressons également nos remerciements à nos autres maîtres dans les hôpitaux, MM. les docteurs Bouchut, Guyot, Gouraud.

CHAPITRE PREMIER.

La gangrène est l'état de mort locale d'une portion plus ou moins étendue des tissus de l'organisme; que cette mort soit due à l'une ou à l'autre des causes que nous allons passer en revue. Toujours est-il qu'elle est le résultat complet, définitif des échanges nutritifs dans une partie de l'organisme.

De plus la gangrène s'accompagne de suppuration d'une abondance et d'un caractère variables, avec tendance à l'élimination des parties atteintes (1).

Pour Nicaise, la gangrène est l'état d'une partie mortifiée qui subit l'injection septique et se détache par un processus inflammatoire (2). C'est précisément ce qui distingue la gangrène de la nécrobiose; dans ce cas il s'établit une sorte de tolérance, la partie nécrosée peut se décomposer, se résoudre en corps solubles qui sont repris peu à peu par la circulation.

Les expériences de Chauveau sur la torsion du testicule chez les animaux, et cette torsion précédée d'une injection septique confirment cette manière de voir (3).

---

(1) Cornil et Ranvier, *Man. d'Histol. path.*, 1881, p. 61.
(2) Nicaise, *Revue de chir.*, t. II, 1882, p. 48.
(3) Chauveau, cité par Korteweg, *Rev. de chir.*, 1882, t. II.

Il y a, dit Chauveau (1), une analogie entre la septicémie gangréneuse chez l'homme et la septicémie gangréneuse chez les animaux. Elle serait produite par un microbe aérobie, probablement le vibrion septique de Pasteur.

« Les germes de ce vibrion septique sont les hôtes « habituels de l'homme et des animaux, mais ne se « développent, et ne déterminent des accidents « graves qu'à la suite de traumatisme, avec plaie « extérieure ou sous-cutanée. »

Nous verrons en effet plus loin, dans plusieurs cas par nous rapportés, que l'on a pu quelquefois observer ces petites érosions.

Quant à la gangrène spontanée, Rondot (2) admet que cette gangrène survient en dehors des traumatismes. Nous ne pouvons cependant admettre que la gangrène consécutive à une oblitération artérielle, puisse passer pour une gangrène spontanée ; et d'ailleurs dans tous les cas de gangrène que nous avons pu trouver sous le nom de gangrène spontanée il y a signalée une période courte, il est vrai, de malaises ou d'autres accidents prémonitoires qui s'accordent mal avec l'idée de la spontanéité.

Nous ne nous attarderons pas à rechercher quelles peuvent être les causes de la gangrène en général, nous nous bornerons ici à étudier celles qui frappent

---

(1) Chauveau, *France méd.*, 1884, t. II, p. 1184.

(2) Rondot, *De la gangrène spontanée.*

ou pourraient vraisemblablement frapper le pénis et, avec M. le professeur Fournier, nous les diviserons en trois classes. Causes générales, rares, causes locales, fréquentes et enfin une classe spéciale qui ayant été désignée sous les noms de gangrène spontanée (Fournier), gangrène foudroyante (Verneuil), lymphangite gangréneuse (Jalaguier) fera le sujet de notre travail.

A laquelle de ces dénominations nous arrêterons-nous?

Nous ne croyons pas que l'origine lymphangitique de ces sortes de gangrène puisse être écartée, nous verrons en effet que les symptômes initiaux chez plusieurs sujets se rapportaient à cette cause. La rapidité de la production des eschares a pu la faire passer inaperçue. En outre, nous voyons persister et quelquefois même augmenter cette lymphangite pendant le cours de l'évolution du sphacèle. Jamais, de plus, dans le cours de nos recherches nous n'avons vu survenir la perte totale de l'organe, tout se passe dans le territoire lymphatique, contrairement à ce que l'on a pu observer chez des diabétiques, ou à la suite de traumatismes, d'impaludisme, d'infiltration urineuse, etc.; la dénomination de lymphangite gangréneuse nous semble donc indiquée.

N'ayant eu l'occasion de ne nous trouver qu'une seule fois en présence d'un cas de lymphangite gangréneuse quelconque (dans la circonstance il siégeait au pénis), nous nous voyons obligé de puiser chez ceux qui, plus heureux que nous, ont pu en rencontrer quelques-uns. Nous essayerons ainsi de composer un travail homogène citant, à mesure qu'elles se présenteront, les origines de nos recherches.

Causes générales... (rares).	Diabète. Alcoolisme. Impaludisme. Fièvre typhoïde. Variole. Erysipèle. Morve. Cantharides (ingestion).
Causes locales . . . (plus fréquentes).	Balano posthite. Phimosis. Chancre mou. Chancre syphilitique. Traumatisme. Corps étrangers de l'urèthre. Compression du pénis. Infiltration urineuse.

LYMPHANGITE GANGRÉNEUSE.

Nous ne citerons pas toutes les observations rapportées à ces différentes causes qui nous entraîneraient en dehors du cadre restreint que nous nous sommes tracé.

CHAPITRE II.

CAUSES GÉNÉRALES.

Diabète. — Les cas de gangrène d'origine diabétique ne sont pas douteux et sont loin d'être une rareté. Siégeant le plus ordinairement aux membres inférieurs, spécialement aux extrémités, ils ont pu être observés au niveau de la région qui nous occupe; ce qui a fait dire à Lécorché (1) que la gangrène diabétique était quelquefois précédée de stupeur locale, c'est qu'il avait observé les phases prémonitoires rapides que nous retrouverons lors de la description des symptômes. Siégeant sur la muqueuse du gland, elle peut revêtir une coloration blanchâtre, observée par le même auteur, les eschares consécutives deviennent parcheminées, tout en conservant cette même teinte (gangrène blanche de Quesnay).

La gangrène diabétique, quel que soit son siège, survient de préférence chez des sujets ayant dépassé la quarantaine; dans certains cas, ce fut l'apparition de cette grave complication qui mit sur la trace de la diathèse. Dans ces cas, en effet, et principalement quand il y a en même temps de la fièvre (2), la quan-

---

(1) Lécorché, *Traité du diabète*, p. 326.
(2) Lécorché, (*loc. cit.*).

tité de sucre contenue dans les urines peut diminuer. On l'a vu tomber de 50 gr. 54 à 12 gr. 375 par litre. M. le professeur Verneuil a été témoin d'un cas semblable.

La gangrène d'origine diabétique est très favorablement influencée par le régime antidiabétique.

Dans la gangrène due à cette cause le sphacèle peut porter sur différents points. M. le professeur Fournier (1) a vu un malade porteur d'une plaque blanche gangréneuse, d'aspect diphthéroïde du pénis, atteignant la dimension d'une pièce de 1 franc. Ne sachant au juste à quoi l'attribuer et poursuivant l'examen de tout le corps du sujet, il remarqua qu'il présentait par places une série d'exanthèmes ne laissant aucun doute sur la nature de la diathèse.

Quand la gangrène diabétique siège exclusivement sur la verge elle est le plus souvent consécutive à un traumatisme.

Ajoutons que l'urine dans cette maladie peut produire au niveau du gland une irritation parfois fort vive due à la présence d'un champignon analogue à celui qui recouvre les moisissures de matières sucrées.

Il suffit en outre de se rappeler combien il faut peu de chose, une éraflure, une simple égratignure pour faire surgir chez un diabétique une plaie de mauvaise apparence.

---

(1) Fournier, *Sem. méd.*, déc. 1883.

La circoncision a été dans quelques cas la cause d'accidents gangréneux.

M. le Dr de Beauvais rapporte l'histoire d'un homme de 34 ans atteint de phimosis compliqué de balano-posthite, qui fut soumis à une opération; les deux jours qui suivirent on ne remarqua rien d'insolite; le troisième survint une hémorrhagie, le cinquième la plaie ressemblait à un vaste phlegmon gangréneux se propageant à toute la verge. Cet état fut accompagné de graves accidents, adynamie, angine gangréneuse. Enfin survint une détente favorable, les eschares furent éliminées et le malade guérit.

Marc Boyer rapporte dans sa thèse le cas d'un jeune marin âgé de 23 ans, diabétique, qui fut circoncis le 8 août, le 11 apparut la gangrène avec délire; puis survint un phlegmon érysipélateux, le 28 le malade succombait.

La première de ces observations confirme ce que nous signalions plus haut, la coïncidence d'un autre foyer gangréneux à distance chez un diathésique.

Alcoolisme. — La gangrène d'origine alcoolique s'explique suffisamment, lorsque l'on songe combien chez les sujets intoxiqués sont fréquentes les affections cutanées inflammatoires, l'érysipèle; combien difficilement se cicatrisent les plaies ou les ulcérations. Il y a un trouble considérable apporté aux fonctions de l'organisme en général et dans les tissus superficiels en particulier.

Lorsqu'il y a du délire, comme on a pu l'observer dans quelques cas, il prend un caractère bruyant et donne lieu à une grande agitation.

Fièvre typhoïde. — Impaludisme. — Fauvel et Marc Boyer ont publié des observations, entre autres celle d'un jeune homme qui au douzième jour d'une fièvre typhoïde vit un œdème considérable envahir son pénis et dégénérer bientôt en sphacèle.

A Paris, où la fièvre typhoïde ne cesse pour ainsi dire jamais de se montrer, on ne trouve pas de cas de gangrène de la verge signalé jusqu'ici. M. le professeur Fournier n'en a jamais vu, a demandé à plusieurs médecins s'ils en avaient observé, la réponse fut négative, les journaux, les revues locaux sont muets.

L'impaludisme est dans le même cas. Mais Paris ne saurait être considéré comme un foyer d'impaludisme.

M. le professeur Verneuil rapporte un cas d'un malade ayant séjourné quatorze mois au Sénégal où il fut atteint de fièvres et d'hépatite. Revenu en France il eut une balanite légère, très légère, mais qui dégénéra rapidement en gangrène. Le prépuce et le gland furent en grande partie éliminés (1).

Plusieurs cas sont rapportés par Monod et Brun (2), mais les faits de ce genre sont extrêmement rares.

---

(1) Fournier, *Sem. méd.*, déc. 1883.
(2) Monod et Brun, *Dict. Dechambre*, article *Pénis*, p. 602.

Lorsqu'il y a mélanémie, excès de pigment dans le sang, cet excès de pigment pourra parvenir à s'accumuler en certains points sur les parois des capillaires pouvant donner lieu à des hémorrhagies, à des mortifications plus ou moins étendues par oblitération embolique (1).

La gangrène typhique et paludique a été le sujet de nombreux travaux que nous ne pouvons citer ni étudier ici : les principaux, sont ceux de Gigon (2), Bourgeois (3), Masserell (4).

Variole. — Rarement observée la gangrène variolique de la verge ne laisse que peu de traces dans les ouvrages. Une observation cependant est due à Rostan (5). La gangrène se produisit chez un sujet atteint de variole confluente et l'on pensa alors qu'elle pouvait être due à l'inflammation assez considérable qui aurait accompagné la mortification d'une pustule située à ce niveau.

Jaccoud (6), d'autre part, signale l'apparition d'accidents du même genre, pouvant survenir à la période de suppuration. On aurait vu dans des cas

---

(1) Frerichs, *Zelts. f. Klin. med.*, Breslau, 1855.
(2) Gigon, *Note sur le sphacèle et la gangrène spontanée dans la fièvre typh.*, (*Union méd.*, 1861).
(3) Bourgeois, *De la gangr. typh.*, (*Union méd.*, 1861).
(4) Masserell, *Fall. von spont. gangrän nach abdominaltyphus* (*arch. f. Klin. med.*, 1869).
(5) Rostan, *Gaz. des Hôp.*, 1853.
(6) Jaccoud, *Traité de Path. int.*, t. II, p. 722.

analogues l'état général s'aggraver, les fonctions de la peau se faire mal, des plaques cyaniques apparaître et dégénérer en gangrène, emprisonnant au-dessous d'elles un liquide séreux, sanieux.

C'est dans ces cas également que les décollements étendus seraient à redouter.

Érysipèle. — L'érysipèle, principalement lorsqu'il est accompagné d'un phlegmon diffus de la région a pu donner lieu à de la gangrène, mais, comme le dit Bérard (1), est-ce bien l'érysipèle qui serait la cause première de cette complication.

Morve. — La morve par elle-même étant déjà une affection peu commune, il ne faut pas s'attendre à trouver des observations nombreuses de gangrène concomitante. Cependant Demarquay (2) rapporte en peu de mots une observation de Vidal de Cassis.

Ingestion de cantharides. — Excès vénériens. — Un véritable priapisme prolongé a pu suivre dans nombre de cas l'absorption de cantharides sous une forme quelconque dans un but que l'on devine. Les deux malades qui furent le sujet d'une étude à ce propos se livrèrent à des prouesses érotiques extra-

(1) Bérard, cité par Demarquay, *Arch. gén. de méd.*, 1870.
(2) Demarquay, (*loc. cit.*).

vagantes à la suite desquelles l'un d'eux succomba. Tous deux furent atteints de gangrène du pénis.

Ces observations sont anciennes et ont été rapportées par Cabrol et Boyer (1).

On pourrait ajouter quelques cas de gangrène survenue à la suite d'excès extraordinaires; l'observation X du boucher due à M. le Dr Challan de Belval, que l'on trouvera parmi celles qui terminent cet ouvrage, est des plus singulières.

Reclus cite un cas semblable à la suite d'excès vénériens. De plus son malade était alcoolique et athéromateux, quoique jeune. L'artère dorsale était dure, résistante comme un tuyau de pipe.

Guyon rapporte le cas d'un vieillard de 80 ans, très décrépit, qui, à la suite de manœuvres prolongées, récupéra une érection et put s'en servir. Il perdit un grand lambeau du prépuce (2).

CAUSES LOCALES.

Balano posthite. — La gangrène est fréquemment consécutive à un phlegmon intense. Elle est généralement accompagnée alors d'une forte lymphangite totale de la région, la verge est énorme, en battant de cloche; les ganglions sont envahis, c'est le pénitis.

(1) Cabrol et Boyer, cités par Monod et Brun, (*loc. cit.*).
(2) Fournier, *Sem. méd.*, déc. 1883.

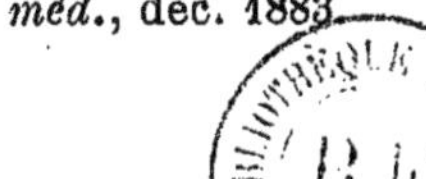

Ou bien des végétations siégeant à la surface du gland, de préférence à la couronne, mal soignées, irritent la région avec laquelle elles se trouvent en contact, le prépuce s'enflamme, s'œdémacie et finalement peut devenir le siège d'une destruction plus ou moins étendue, au travers de laquelle les végétations font hernie, si l'on n'a pas eu soin de pratiquer de larges débridements préventifs. On aurait vu même, dans ces cas, une gangrène partielle du gland.

Phimosis. — Le phimosis, quoi qu'en ait dit A. Paré, ne peut à lui seul donner lieu à la gangrène pénienne. Il faut qu'il y ait, comme dans la balano posthite, complication de végétations ou de chancre simple; le mécanisme est le même. L'emprisonnement des parties enflammées, des produits de sécrétion mal nettoyés donne lieu au sphacèle.

Chancre simple. — Le chancre simple s'auto-inocule avec une telle facilité, il s'étend avec une si grande rapidité, qu'il peut produire divers accidents qui ont été décrits dans les plus grands détails par tous les auteurs qui ont traité cette question. Il peut être la cause, entre autres, du pénitis, de la perforation de l'urèthre, complication qui serait redoutable dans un cas de gangrène de la verge, de l'infiltration d'urine, etc.

Thèse de Darget, citée par Monod et Brun (*loc. cit.*).

Chancre syphilitique. — Malgré de nombreuses recherches, il nous a été impossible de trouver aucune observation signalant la coexistence du chancre syphilitique et de la gangrène du pénis. Mais cette complication est possible. La lymphangite consécutive au chancre infectant se rencontre nombre de fois. Différente de la lymphangite commune par son évolution lente, son indolence presque absolue et l'absence de symptômes graves concomitants, on l'a vue cependant acquérir quelquefois un certain caractère grave, mais c'est une exception.

Quant à sa fréquence elle serait de 1 sur 5 d'après Bassereau et apparaîtrait du 15e au 20e jour à dater de l'inoculation syphilitique.

C'est dans ces cas que l'on se trouve en présence d'un cordon dur donnant la sensation de volume et de consistance du tuyau de la plume d'un corbeau. Cette dûreté est caractéristique. Tantôt ce cordon est lisse, tantôt pourvu de renflements en chapelets espacés à des distances variables.

En résumé le caractère essentiel est le développement silencieux de cette lymphangite.

Traumatisme. — Il est inutile d'insister longuement sur la question de traumatisme de la verge ayant donné lieu à des lésions gangréneuses d'étendue et de gravité variables. Ici comme ailleurs la gangrène survient à la suite des mêmes circonstances, les exemples abondent dans tous les ouvrages et on les trouvera facilement sans que nous donnions d'indications spéciales.

Toute blessure amenant une obstruction à la circulation de l'organe entraînera cette terminaison. Les conséquences en seront plus ou moins graves, gravité subordonnée surtout au genre et à l'étendue du traumatisme produit. L'une des plus curieuses est celle de cet homme qui eut la verge en partie sectionnée à la base par sa maîtresse, observation fréquemment rappelée à propos des plaies du pénis (1).

Corps étrangers de l'urèthre. — Si les blessures, les traumatismes peuvent être variés au niveau des organes génitaux externes, les corps étrangers introduits dans l'urèthre ne le sont pas moins.

M. le professeur Fournier disait (2) : « Il faut toujours dans les cas de gangrène du pénis avoir « l'œil ouvert sur l'ordre des causes; il faut se méfier de ces aventures extraordinaires, de ces turpitudes telles qu'en inventent la déviation des « instincts, le dérèglement des appétences génitales, « les vésanies érotiques. Il s'en faut que les malades « confessent ces obscénités inavouables et c'est à la « sagacité du médecin qu'incombe la charge de les « dépister. »

Tout en effet est possible dans ce domaine et

(1) Demarquay, *Arch. gén. de méd.*, 1870.
(2) Fournier, *Sem. méd.*, déc. 1883.

quand on se donne la peine de chercher les faits se rattachant à ce sujet on est frappé de l'extraordinaire bizarrerie de certains esprits, les faits les plus invraisemblables sont consignés et rapportés.

En tous cas, quel que soit le mode de production la gangrène est presque constamment due à la même pathogénie, à savoir, compression du dedans au dehors, entravant sérieusement la circulation, ou bien à l'occasion d'une plaie uréthrale produite par le passage, la station ou les aspérités des corps étrangers.

Compression. — La compression des organes génitaux externes n'est en somme qu'un traumatisme.

Que cette compression soit passagère, ce qui est rare, ou persistante comme on l'a observé plus fréquemment.

Pénis passé dans l'anneau d'une clef, dans une bague, lié par une ficelle. Comme pour les corps étrangers les exemples abondent.

La gangrène survient ici par le mécanisme de l'obstruction amenée à la circulation de dehors en dedans. Cette obstruction est fréquemment accompagnée de lésions telles qu'écorchures, déchirures, section des téguments, toutes causes qui ne font que compliquer l'état déjà grave amené par une constriction prolongée.

La compression due au paraphimosis, agit d'ailleurs de la même façon, le prépuce faisant l'effet du lien constricteur.

Infiltration urineuse. — Consécutive à la rupture de l'urèthre, qu'elle soit due à un coup ou à l'introduction d'un corps étranger. On l'a vue survenir à la suite de la rupture de la verge en érection, par une pression brusque.

L'urine envahit alors les tissus périuréthraux et comme elle les mortifie rapidement par son seul contact, principalement le tissu cellulaire, il en résulte un sphacèle accompagné de crépitation fine due au dégagement de gaz.

Dans ces cas la gangrène est noirâtre, bronzée, très fétide, envahit de bonne heure le scrotum, le périnée, dénude les testicules et peut s'accompagner d'accidents les plus graves.

CHAPITRE III.

LYMPHANGITE GANGRÉNEUSE.

(Gangrène spontanée. — Gangrène foudroyante).

On s'étonnera peut-être de voir séparer la lymphangite gangréneuse dans un chapitre à part. Elle semblerait tout d'abord devoir rentrer dans la catégorie des gangrènes de cause générale, à côté de l'érysipèle.

Ce qui nous a engagé à en faire un sujet en dehors des causes générales et des causes locales, c'est la marche spéciale, différente de la gangrène d'origine lymphangitique, telle qu'elle se passe ailleurs; elle est de plus complétement différente des autres gangrènes du pénis, dues, soit à des diathèses, soit à des traumatismes, et que nous venons de passer en revue, en ce que dans ces affections la marche est la même quel que soit le siège, pénis ou une autre région.

La gangrène dont il s'agit a vivement impressionné les observateurs, par sa rapidité, son extension quelquefois considérable et ses transformations à vue d'œil au début de son évolution.

M. le professeur Verneuil disait : « C'est bien étrange et vraiment stupéfiant de voir un homme perdre ainsi sa verge sans savoir pourquoi (1). » Aussi ne s'étonnera-t-on pas que les noms aussi caractéristiques que ceux de gangrène foudroyante, gangrène spontanée foudroyante aient été choisis tout d'abord. Ils expliquent en outre l'embarras où l'on se trouvait de connaître la cause réelle qui lui donnait naissance. De plus la plupart des observations qui nous ont été communiquées sont-elles accompagnées d'une sorte de petite préface dans laquelle les auteurs signalent leur étonnement, quand ils se trouvèrent en face de ces faits insolites, aussi les recueillirent et les conservèrent-ils précieusement.

Nous sommes donc bien réellement en présence d'une affection, nous ne dirons pas spéciale, mais d'une affection qui se présente si souvent, avec un début douteux, dont l'évolution se fait avec une si grande rapidité, dont la cause initiale échappe ou n'est même déjà plus visible, comme nous le dirons plus loin, qu'elle peut bien faire le sujet d'une classe à part dans les gangrènes de la verge.

Nous ne faisons d'ailleurs que suivre la classification indiquée par les auteurs, quels que soient les noms qu'ils aient attribué à la maladie : gangrène spontanée, foudroyante ou lymphangite gangréneuse.

Siège. — Les régions atteintes sont toujours les

(1) Fournier, *Sem. méd.*, (*loc. cit.*).

régions superficielles, la peau du pénis, du scrotum, quelquefois du périnée, le gland, en un mot tout le territoire lymphatique superficiel. Le derme lui-même est le plus souvent envahi et détruit, mais là se borne l'extension en profondeur; le sphacèle s'étend, s'étale, mais ne creuse pas, il se limite aux aponévroses; nous reviendrons plus loin sur ces points.

Age. — Dans la plupart des cas, les sujets sont jeunes; on pourra voir, dans les observations placées à la fin, que le plus jeune avait 16 ans 1/2, trois 24 ans, deux 25, un 26. Deux sont plus avancés en âge, mais ne sont pas des vieillards, 40 et 49 ans; un autre malade, signalé par Pye (1) (gangrène du fourreau de la verge, du scrotum, du périnée, dénudation des testicules, guérison rapide après état général très grave), n'avait aussi que 49 ans.

Pour la plupart, également, on trouve dans leurs antécédents personnels une bonne santé habituelle et quelques-uns même une vigoureuse constitution.

Début. — Ce début n'a jamais été observé absolument. Les malades n'arrivent à l'hôpital, ne vont consulter un médecin que lorsque la lésion a déjà pris une extension notable. Quelques jours se sont déjà écoulés, nous ne pouvons que nous en rapporter

(1) Pye, *Société de méd. de Londres,* 23 mars 1885.

aux narrations qui sont faites par les malades eux-mêmes. Il fut cependant étudié de bonne heure dans certains cas survenus à la suite de causes insolites, comme chez le boucher, dont on trouvera l'histoire parmi les observations. Dans la circonstance, outre l'alcoolisme et des excès érotiques vraiment extraordinaires, il y eut, pour ainsi dire, presque traumatisme. La gangrène survint très rapidement, le malade mourut des complications graves qui suivirent. Ces cas sont exceptionnels et leur marche est différente.

Généralement, l'attention du malade est appelée par un petit bouton, une petite érosion au niveau du sillon balano-préputial, petit bouton, petite érosion, insignifiant, indolent, ou bien par une simple rougeur plus ou moins étendue du prépuce, avec un gonflement le plus souvent modéré. Ces accidents, bénins, quelquefois survenus à la suite d'un coït plus ou moins rapproché, n'inquiètent pas tout d'abord celui qu'ils atteignent. Ce n'est que quelque temps après que surviennent quelques douleurs, douleurs locales, peu vives, sensation de pesanteur dans les plis inguinaux pendant la marche ou au niveau du périnée, quelques douleurs vagues dans les jambes. Des vomissements peuvent survenir alors, mais ils ne durent pas, ne se reproduisent pas après chaque repas. Le malade continue ses travaux, il ne s'arrête que pris de fièvre, de frisson; on verra cependant que ces symptômes peuvent faire défaut dans quelques cas.

Cet état persiste plus ou moins longtemps, le malade se soumet à des traitements vagues parfois singuliers, témoin celui qui croyait à l'influence favorable de l'urine, qui baignait les linges dont il avait enveloppé son pénis, ou bien ils ne font rien.

Puis brusquement, et c'est la caractéristique de la gangrène qui nous occupe, le gonflement augmente non pas en quelques jours, mais en quelques heures, les douleurs deviennent beaucoup plus vives, l'état général s'aggrave et sous le coup de l'émotion, en raison de l'importance de l'organe atteint le malade se décide à venir se montrer au médecin.

Ce n'est qu'alors seulement que les symptômes ont pu être étudiés d'une manière rigoureuse. Cet examen nous montrera qu'à quelques rares exceptions près l'évolution est généralement la même.

Nous voyons alors le prépuce gonflé, rouge, œdémateux. On peut retrouver les traces de bulles de phlyctènes qui ont été crevées. Ces phlyctènes sont petites contrairement à ce qui arrive dans la lymphangite gangréneuse des autres régions où on en a signalé de larges, même d'immenses. Elles contenaient un liquide séreux roussâtre. Elles manquent fréquemment ou bien n'ont pas été reconnues. Nous avons pu retrouver leur trace sur notre malade. C'est après leur apparition que l'épiderme reste aux doigts lorsque l'on veut soulever la verge malade pour l'examiner.

Ces phlyctènes marqueraient d'après, Jalaguier,

le passage de l'inflammation à la mortification du derme (1). La peau du fourreau de la verge présente la même altération sur une étendue variable.

La rougeur uniforme s'étend vers les tissus périphériques sains en formant des bords sinueux, véritables cartes géographiques, mais sans avoir un rebord saillant ni déprimé.

Il y a phimosis ou non et quelquefois des traînées de lymphangite visible.

La lymphangite est un des symptômes concomitants qui ont été le plus rarement remarqués par ceux dont nous citons les observations. Nous ne la trouvons mentionnée que dans notre observation personnelle, où elle est décrite ayant été reconnue avec la plus grande évidence. Nous la retrouvons encore signalée dans les observations II et III. Dans cette dernière on trouve même le mot de lymphangite réticulée qui définit parfaitement l'état remarqué à l'hôpital.

Il est cependant assez singulier qu'une complication aussi sérieuse, aussi visible, aussi connue ait passé inaperçue, n'ait presque jamais été signalée. Si l'on ajoute que les malades, vu l'étrangeté du cas, ont été examinés avec le plus grand soin, on est étonné de la voir passer sous silence.

Cette lymphangite existe cependant, elle existe même toujours. Dans les cas où elle fut signalée, ce

---

(1) Jalaguier, *De la lymphangite gangréneuse*, 1880.

n'est que sous forme de traînées assez limitées et qui ne semblent être que le reste d'une lésion plus étendue, l'explication de ce phénomène est la suivante.

Nous trouvons toujours le sphacèle occupant les régions les plus superficielles, ce sont elles qui dès le début sont atteintes et sont le plus rapidement emportées par la suite. Les couches les plus riches en capillaires sont les couches sous-épidermiques et la muqueuse du gland. Ce sont ces couches qui sont frappées et décomposées avec une telle rapidité. Le travail de mortification est déjà très avancé lorsque le malade se présente, ce qui le démontre c'est la facilité avec laquelle l'épiderme reste aux doigts, comme nous le faisions remarquer plus haut.

« Dans les préparations qui ont été faites on ne trouve plus ces vaisseaux lymphatiques (1) ; » les principaux caractères de la lymphangite sont déjà presque complétement, pour ne pas dire entièrement effacés. Il n'est donc pas étonnant que l'on ne puisse voir ce qui n'existe plus, si nous pouvons nous exprimer ainsi.

« La lymphangite des réseaux a été l'accident initial, elle explique la désorganisation profonde des couches superficielles du derme ; les altérations des vaisseaux sanguins ont dû suivre de près celles des lymphatiques, elles sont cependant moins anciennes,

---

(1) Jalaguier, *loc. cit.*

l'inflammation totale de la peau nous paraît avoir été la conséquence de la lymphangite (1). »

Les cordons durs parsemés de nodosités s'observent surtout dans les cas de lymphangite consécutive au chancre simple. Leur évolution est absolument différente; prenant rapidement une grande extension ces nodosités produisent des abcès que Rollet a comparés à des ampoules remplies de pus. Ces abcès s'ouvrent spontanément, leurs bords sont ulcérés, quelquefois décollés, la plaie a un mauvais aspect, le pus très abondant peut, par inoculation, du moins pendant les premiers jours, donner lieu à un chancre simple, la cicatrisation est extrêmement lente. Ce n'est pas ce que nous trouvons pour la lymphangite gangréneuse, on a pu voir il est vrai des cordons durs mais non bosselés et jamais ils n'ont donné lieu à ces ampoules purulentes. Nous parlerons plus loin des adénites suppurées.

C'est alors que survient le plus souvent et d'une manière brusque, dans la plupart des cas, un état général grave. La fièvre est intense, il y a des vomissements, des frissons, des sueurs, du délire, et parfois même une grande agitation et, pendant la marche de ce cortège effrayant, la lésion locale parcourt des transformations non moins intéressantes.

Les surfaces cutanées qui ne semblaient présenter qu'une inflammation ordinaire d'intensité variable,

---

(1) Jalaguier, *loc. cit.*

s'altèrent visiblement, perdent leur sensibilité si elle existait encore, se dépriment quelquefois, se flétrissent.

Il n'est pas rare de remarquer des espaces de peau saine, de véritables ilôts restés au milieu des ravages. Nous en avons un exemple dans notre observation; ces ilôts siégeaient au niveau de la partie la plus déclive des bourses lors de la gangrène de cette région, ils s'implantaient sur la cloison et restèrent au milieu de l'inondation purulente après la chute des eschares.

La gangrène se localise alors ou poursuit sa marche vers des espaces encore atteints de lymphangite ou d'œdème pouvant envahir ainsi le fourreau de la verge en entier, les bourses, le périnée lui-même, en un mot tout le réseau lymphatique superficiel de la région.

Le gland lui-même, comme nous avons eu l'occasion de le faire remarquer, participe très fréquemment à l'envahissement.

Quelle que soit l'étendue du tissu sphacélé, le mode de progression et d'élimination se fait de la même manière.

Les tissus frappés de mort sont devenus noirs ou bruns, quelquefois blancs; c'est principalement sur le gland que cette couleur apparaît. Chez notre malade, la couleur était bigarrée de jaune, de vert et de brun, ce qui donnait à son pénis l'aspect d'une volumineuse banane. Cette couleur n'a aucune signification, qu'elle soit absolument noire comme de l'encre ou blanche comme du lait (gangrène blanche de Quesnay).

Bientôt un sillon d'élimination se trace, sillon à pic, suivant les bords sinueux géographiques, peu profond et par lequel commence à s'écouler un liquide séro-purulent, le plus souvent sanieux et répandant une odeur repoussante, ou bien un pus crêmeux grummeleux. Les portions sphacélées se ratatinent, se rétractent de plus en plus, se détachant lentement de la périphérie vers le centre qui adhère encore quelque temps et est le dernier à se détacher.

C'est pendant cette élimination que pour éviter une trop grande accumulation de matières en voie de décomposition sur la plaie, on a quelquefois pratiqué l'ablation de portions de tissus sphacélés. La pointe des ciseaux rencontre aussitôt dans cette plaie sans profondeur les tissus sous-jacents qui saignent facilement.

En somme, c'est le processus éliminatoire de la gangrène ordinaire.

L'épaisseur des tissus détruits est variable, tantôt les couches les plus superficielles disparaissent (Quinquaud). Tantôt le derme est envahi et éliminé dans toute son épaisseur, ce qui est de beaucoup le cas le plus fréquent. On peut dire que jamais la gangrène ne franchit les aponévroses, nous la voyons, en effet, n'emporter que les enveloppes cutanées.

On a signalé des abcès sur le trajet des lymphatiques; dans notre observation se trouve indiqué un vaste abcès dans le pli inguinal gauche, qui évolua normalement d'ailleurs; mais ces abcès sont fâcheux en ce sens qu'ils contribuent encore à l'affaiblissement du malade par l'abondance de leur suppuration. C'est également à cette période qu'est apparue l'éruption purpurique chez le sujet de l'observation I. On remarquera que dans les cas où cette éruption est survenue, ce ne fut jamais d'une manière régulière. Tantôt au début des accidents avec purpura sur le voile du palais, et cortège d'accidents d'apparence scorbutique. Tantôt, comme chez notre malade, au moment de la chute de la fièvre. Cette éruption était disséminée sur les bras, les avant-bras et les parties latérales de la poitrine et de l'abdomen. Elle n'a été accompagnée ni de recrudescence de la fièvre, puisque nous venons de dire au contraire qu'elle tombait alors, ni de frisson, ni d'aucune manifestation extérieure sensible. Elle a évolué lentement, les petites taches nouvelles apparaissant quand d'autres commençaient à s'effacer.

M. le Dr Balzer, chef du laboratoire, examina alors le sang de ce malade, il y découvrit des micrococcus disposés en chaînettes ou isolés deux par deux, se mouvant avec rapidité dans la préparation.

M. Duclaux pratiqua des inoculations à des cobayes qui ne donnèrent que des résultats peu concluants. Toujours est-il que les premiers animaux inoculés furent rapidement frappés de gangrène locale et moururent dans un court espace de temps.

A partir de ce moment l'état général se modifie le plus souvent, nous voyons en effet chez ceux qui ont été le plus violemment frappés, ceux qui outre le fourreau de la verge ont encore vu tomber leur scrotum, dans notre observation en particulier, nous voyons, disons-nous, ces malades supporter assez bien cette perte considérable de tissus, résister à la suppuration extrêmement abondante, grâce à une alimentation soutenue et à l'administration des toniques, conserver encore un bon facies, ne pas trop s'amaigrir.

Quelques-uns cependant ont été frappés avec une violence inusitée. Les accidents cérébraux, adynamiques, l'état local et l'état général ont pu donner les plus grandes inquiétudes outre les complications. Ainsi nous voyons dans l'observation VII communiquée par le Dr Surget un érysipèle très grave remontant jusqu'au sternum et lui faisant cortège, le délire, le vomissement et enfin la terminaison fatale par la mort.

Le malade du Dr Brocq, observation VI, dès le début est violemment éprouvé, au point de perdre absolument la notion de ce qui se passe autour de lui, ce délire dure plusieurs jours. L'état s'améliore puis, brusquement reprend un grand caractère de gravité, fièvre intense, délire bruyant. Celui-ci guérit.

Le tableau est encore plus sombre chez le malade

signalé dans l'observation III : l'état local très mauvais, les bourses du volume d'une tête de fœtus, absolument noires, « noires comme si elles avaient été trempées dans l'encre, » la verge extraordinairement tuméfiée, la fièvre sans interruption, adynamie profonde, refroidissement des extrémités et purpura. On redoute les hémorrhagies, on pratique des incisions de débridement. Par l'incision scrotale on aperçoit les tissus brun noirâtres, mous comme la rate et infiltrés de sang. Le malade est dans un état scorbutique grave. Il se forme des eschares au sacrum. Ce malade voit cependant son état s'améliorer et la guérison survenir.

En résumé les sujets présentent souvent des symptômes inquiétants et, ce qui paraîtra étonnant, c'est que ces symptômes ne coïncident que rarement avec les débuts ou la période d'état de la lymphangite, à cette époque à peine quelques vomissements. Ce n'est que plus tard, quand l'élimination commence ou est même en pleine évolution que ces complications surgissent. Le caractère septique de la gangrène nous explique suffisamment cette marche qui paraîtrait singulière tout d'abord. Une eschare est en effet un foyer où se développent et se transforment les matières septiques. Les produits de nature chimique qui se produisent alors ont une tendance continuelle à s'assimiler les parties saines environnantes.

Voilà donc le malade en pleine période « d'élimination de ses eschares, avec suppuration abondante chez les uns, ce qui est rare, modérée chez les autres.

Cette élimination est lente, superficielle pour les téguments de la verge et du scrotum. Lorsque le gland est envahi nous le voyons s'éliminer en totalité ou en partie. Cette extension plus profonde du sphacèle en ce point est due nous l'avons vu à la grande quantité de lymphatiques que l'on y trouve. Les bourses, quand elles sont atteintes, tombent et les testicules se trouvent à nu recouverts déjà, comme les autres parties dénudées, de bourgeons charnus.

On pourra trouver dans l'atlas des maladies de la peau et syphilitiques de Devergie une planche représentant une gangrène semblable et donnant admirablement l'aspect du malade (observation I). Nous n'avons malheureusement pas pu retrouver l'histoire de ce malade reproduit par Devergie.

Puis toute la plaie prend une bonne apparence, les bords ont tendance à se rapprocher et la cicatrisation survient complète au bout d'un temps généralement long, mais dans beaucoup de cas donnant un résultat parfois surprenant.

On a même pu voir une sorte de gland se reformer en partie et le malade pouvoir se permettre le coït comme auparavant.

Diagnostic. — Le diagnostic s'impose par lui-même, non pas dès le début où la rougeur seule et les petites ulcérations, quand elles existent, ne pourraient faire prévoir un dénouement ultérieur aussi grave. Mais on se rappellera que dans l'érysipèle le bourrelet limitrophe est très marqué le plus souvent. De plus l'extension de l'érysipèle se ferait de préférence de la paroi abdominale vers les organes génitaux externes.

La rougeur en ilôts ou en réseaux pourra dans quelques cas, pris de bonne heure, mettre sur la voie. L'étendue de la gangrène, plus tard, et son peu d'épaisseur feront distinguer la lymphangite gangréneuse de toute autre ayant tendance à envahir l'organe dans une plus grande profondeur et due le plus souvent à un traumatisme dont on pourra rechercher les commémoratifs.

Les lymphangites bosselées dures, les ampoules purulentes dues au chancre simple se reconnaîtront également sans difficulté.

Pronostic. — Le pronostic est fort grave, non point tant à cause de la lésion elle-même, que nous voyons fréquemment guérir sans laisser trop grande difformité, ni impotence du pénis, que parce que surviennent des complications redoutables. La mort a été dans quelques cas la terminaison de la lymphangite gangréneuse du pénis, dans peu de cas, il est vrai, mais les exemples sont encore si peu nombreux que la proportion de décès est encore assez considérable.

Traitement. — Il est de toute impossibilité d'essayer d'enrayer la marche de la gangrène à la région qui nous occupe. Les grandes incisions, outre qu'elles amènent des délabrements regrettables, peuvent mettre en contact ces produits de sphacèle septique avec les tissus encore sains. Tout au plus pourra-t-on les pratiquer à titre de débridement (observation III). La cautérisation au fer rouge, qui donne de bons résultats sur les autres parties du corps, n'en donnera ici que de défectueux, pour ne pas dire plus.

On devra se borner à traiter tout d'abord l'état local par des applications émollientes.

Ce qui est préférable une fois les eschares produites, c'est de pratiquer des pulvérisations locales deux fois par jour avec une solution de chloral à 2 p. 100 et de plus des lavages continuels avec la même solution.

Ce traitement a été appliqué par M. le professeur Verneuil.

De plus autant que le permettront les vomissements quand ils existent, on soutiendra le malade par un régime fortifiant, l'alimentation ne sera pas suspendue.

Des toniques, vin de quinquina, alcool, produiront dans tous les cas de bons résultats.

On enlèvera avec précaution les eschares avec des ciseaux, si elles avaient tendance à rester adhérentes un trop long temps, en ayant soin toutefois de n'aller qu'à petits coups et avec précaution, les tissus sous-jacents saignant avec la plus grande facilité.

On examinera de plus le sacrum, et l'on prendra les précautions nécessaires pour éviter les eschares si le malade est resté longtemps au lit et se trouve dans un grand état de faiblesse.

OBSERVATION I. (Personnelle).

V... Gustave, 26 ans, mouleur en cuivre, entre à l'hôpital Saint-Louis, dans le service de M. le professeur Fournier, salle Saint-Louis, lit n° 65, le 17 novembre 1883.

Les antécédents héréditaires ne présentent rien de particulier. Les antécédents personnels sont quelques douleurs articulaires, un peu d'oppression après l'ascension des escaliers ou un exercice violent. Jamais de fièvres intermittentes, pas de syphilis, pas de blennorrhagie, pas de fièvre typhoïde récente ni actuelle. Il n'est pas buveur, 1 1/2 litre par jour, jamais il ne prend d'eau-de-vie, n'a jamais eu d'érysipèle.

Le 13 novembre, c'est-à-dire il y a quatre jours, il s'est couché un peu souffrant, il était auparavant d'une bonne santé, n'avait pas été malade depuis longtemps. Le jour suivant il ne ressentait plus rien, ne souffrait en aucune façon, il passa la nuit du 15 au 16 avec une femme avec laquelle il avait coutume d'aller. Les jours précédents il n'y avait pas eu d'érection violente, les rapports antérieurs et sans excès avaient eu lieu le 11 et le 12. Le 15 il fut unique, ordinaire et non douloureux. Quand le malade s'est lavé le 16 au matin selon son habitude, il a vu un peu de rougeur à l'anneau préputial; il n'avait pas de phimosis et découvrait bien. Il urina facilement et ne remarqua rien de particulier. Dans l'après-midi la rougeur augmenta, le gonflement apparut, il fut obligé d'interrompre son métier, ce jour-là il y eut vomissement et frisson; la nuit fut mauvaise, sans sommeil, il ressentit de violentes douleurs, l'état a empiré de plus en plus et il arrive à 3 heures de l'après-midi le 17, pendant que nous examinions les malades entrés le matin à la consultation, c'est-à-dire, 36 heures après le début de l'affection et dans l'état suivant.

17. La verge et le scrotum sont œdémateux, rouges et chauds, rougeur livide, étendue, uniforme sans bourrelet terminal, s'étendant insensiblement et se confondant peu à peu avec les parties voisines; près de l'extrémité du prépuce à droite est une phlyctène du volume d'un gros pois, aplatie, un peu déprimée. Sur le dos de la verge, le malade en a observé déjà plusieurs le matin, elles sont crevées actuellement. La peau de la verge présente de plus une zone irrégulière blanchâtre entourée d'une bordure noire et formant près de l'extrémité de celle-ci un anneau complet large de 1 1/2 centimètre respectant l'extrémité du prépuce. Cet anneau envoie le long de la face inférieure de la verge un prolongement de même largeur qui s'étend vers la moitié antérieure du raphé des bourses où il se perd. Les bords de cette zone blanchâtre sont irrégulièrement dessinés en carte géographique, ne se trouvant ni en saillie, ni en creux par rapport aux tissus environnants; de plus toute cette partie blanchâtre est insensible à la piqûre, ne saigne pas, et l'épiderme qui la recouvre reste dans les doigts lorsqu'on prend la verge pour examiner sa face inférieure. L'examen du gland est impossible, le gonflement des parties empêchant absolument de le découvrir. L'urine examinée aussitôt, le malade urinant facilement et sans douleur, est de couleur normale, limpide, ne renfermant ni sucre, ni albumine. Une demiheure après nous retournons auprès du malade que nous avons fait coucher. Il souffre très vivement, sensation de brûlure. Temp. axillaire 39,5, P. 120.

Le 18 T. le matin 38,8
le soir 39,6

Le 19, la rougeur persiste, mais le sphacèle a beaucoup gagné en étendue, les parties blanches de la veille sont d'un blanc jaunâtre sale, déprimées, noirâtres en certains points, insensibles. La gangrène a envahi de plus le scrotum jusqu'au périnée, sauf deux petits lambeaux qui descendent de chaque côté de la verge jusqu'à la partie moyenne des bourses. Deux ou trois ilôts à la partie la plus déclive des bourses sont relativement intacts. L'extrémité du prépuce en forme d'anneau est également préservée, de plus encore, une grande traînée lymphangitique rouge est apparue, elle part à gauche des bourses et de la racine de la verge, large de 12 à 15 centimètres, monte obliquement vers le flanc gauche par le pli inguinal; cette traînée est chaude et très douloureuse; à droite et à gauche des ganglions inguinaux douloureux.

Examen du sang. — Le Dr Balzer, chef du laboratoire de l'hôpital, a examiné le sang et y a reconnu la présence de micrococcus en grand nombre, isolés ou réunis deux à deux, se mouvant dans la préparation.

T. 38,4 le matin.
39,6 le soir. P. 100.

Traitement. — Bain de 3 heures. Sulfate de quinine 1 gr. Thé au rhum. Compresse d'eau phéniquée 1/100.

20. Aujourd'hui le malade se trouve mieux, le sphacèle a fait peu de progrès, il comprend la moitié du fourreau en avant, toute son étendue en arrière; au niveau de l'orifice du prépuce existe une zone de peau non sphacélée. Tout le scrotum, à part deux petites bandes latérales vers la racine de la verge, est absolument sphacélé, complétement blanchâtre, les parties non sphacélées à son extrémité inférieure un peu en arrière et dans les plis génito-cruraux sont rouges

mais peu foncées. Toute la région inguinale gauche est le siège d'une suffusion rosée, sans bourrelet terminal, s'éteignant insensiblement et douloureuse. La langue est un peu grise, insomnie, rêves. Nous apprenons qu'il y a trois mois le malade aurait eu deux chancres? qui auraient duré trois semaines et pour lesquels un médecin consulté, n'aurait prescrit qu'un simple pansement. Consécutivement il ne paraît avoir eu aucun accident secondaire. Nous n'en trouvons aucune trace aujourd'hui, pas de blennorrhagie, il ne soupçonne pas qu'on ait pu lui verser à son insu quelque boisson toxique ou autre. Il ne s'est pas grisé depuis quelque temps. Il urine convenablement. Il déclare catégoriquement ne s'être introduit aucun corps étranger dans l'urèthre, n'avoir reçu aucune contusion sur la verge, n'avoir subi aucun accident passif, ne se souvient d'aucun coup dans la région, ne s'est pas froissé les testicules, en un mot aucun traumatisme même léger.

T. 38 le matin. P. 104.
39,5 le soir.

Bain de 3 heures, sulfate de quinine, 1 gr. Compresses phéniquées 1/100. Thé au rhum.

21. La nuit a été assez bonne, ce matin le malade est calme, le facies bon, la fièvre modérée, l'appétit faible. Douleurs assez vives dans la jambe gauche.

La traînée lymphangitique a gagné en largeur, mais n'a pas progressé vers le flanc gauche. Elle est toujours rouge, peut-être un peu plus violacée qu'hier. La verge et le scrotum ont diminué de volume. La rougeur persiste, elle est plus vive dans une largeur de 1 centimètre sur le pourtour du sphacèle. La portion gangrenée est plus verdâtre, noirâtre en certains points, déprimée. Elle commence à se séparer des tissus voisins principalement à la racine de la verge et au scrotum du côté gauche. Les poils n'adhèrent que très faiblement au pourtour de la région sphacélée dans une étendue de 2 centimètres environ, ils se laissent très facilement enlever avec une pince sans occasionner de douleur.

T. 37,9 le matin. P. 104.
38,4 le soir.

Même traitement, plus extrait de quinquina 2 grammes et potion de Todd.

22. Le facies est bon, le pouls et la température se sont sensiblement modifiés.

T. 37,6 le matin. P. 76.
38,3 le soir.

La langue est humide. L'état local n'a pas varié.

Le sphacèle du scrotum présente absolument la teinte de la banane avec un îlot noir à gauche et, chose singulière, cinq petits îlots de peau absolument saine du volume d'un grain de blé à celui d'une lentille, l'un est même grand comme une pièce de 50 centimes. La verge a la même teinte mais avec un semis irrégulier de taches noires. La peau du prépuce est saine, un peu rouge.

Le sphacèle commence à se détacher et la peau saine fait un relief d'un millimètre environ, à bords taillés à pic. La traînée lymphangitique s'étend jusqu'aux lombes, douloureuse. La douleur et un certain empâtement empêchent de savoir s'il y a des ganglions; pas de bourrelet.

Depuis hier il s'est produit un purpura miliaire à petites taches, grandes la plupart comme une tête d'épingle, ne s'effaçant pas sous le doigt, les unes d'une teinte rouge pâle, quelques-unes deviennent par la pression d'un gris violet. Ce purpura occupe le thorax et l'abdomen. Quelques taches en moins grand nombre sur les bras, quelques-unes rares sur les avant-bras, plusieurs sont minuscules. Pas d'hémorrhagies des muqueuses; le malade a mangé une côtelette hier.

23. T. 37,6 le matin. P. 68.
38,2 le soir.
24. T. 37,6 le matin. P. 64.
38,2 le soir.
25. T. 37,2 le matin. P. 64.
37,6 le soir.
26. T. 37,4 le matin. P. 60.
38,1 le soir.

Tout le pourtour du sphacèle se détache et suppure; en soulevant les bourses, on fait sortir un pus jaune verdâtre très fétide. Gros abcès dans le pli inguinal gauche. Souffle au premier temps et à la base.

27. T. 37,2 le matin.
37,8 le soir.
28. T. 37,3 le matin.
37,5 le soir.

Même état local; amélioration de l'état général, plus de fièvre; le malade souffre beaucoup moins depuis l'ouverture du foyer inguinal. Ablation avec les ciseaux d'une grande partie du sphacèle du scrotum; on peut enlever à la fois de grandes portions de trois à quatre centimètres sans provoquer aucune douleur. Pendant le cours de cette ablation, l'extrémité des ciseaux a rencontré les parties sous-jacentes qui saignent facilement et sont très sensibles. Presque toute la partie gangrenée des bourses est enlevée, les testicules sont à nu, rouges, saignant facilement, la cloison fait saillie entre eux. C'est elle qui envoyait les prolongements de peau saine remarqués les jours derniers. Le sphacèle de la verge est laissé en place. Il est encore trop adhérent.

30. Ablation de la partie sphacélée du fourreau de la verge, les corps caverneux sont respectés, le gland ne paraît pas atteint, l'anneau préputial persiste. La surface ainsi

mise à nu est d'un gris blafard, rougeâtre en quelques points, ces différences sont dues à la chute incomplète du sphacèle.

1er décembre. — Les testicules sont moins luisants, moins lisses que la veille, ils sont rouges, granuleux, saignent facilement; tout ce qui reste du scrotum a bon aspect; la plaie est rosée, suppure médiocrement, la verge est toujours grisâtre en quelques points, l'état général toujours bon. Sommeil, appétit, pas de fièvre.

3. Le malade est bien, visage souriant, même état général; son état local ne change pas beaucoup, on supprime le sulfate de quinine. Douleurs au sacrum; on fait tourner le malade; la région est rouge, le malade ayant conservé le décubitus dorsal depuis le début. On lui fait donner un rond en caoutchouc. Il a un peu maigri, mais a bonne figure; le teint est encore un peu coloré, les yeux sont vifs, son état moral est aussi satisfaisant que possible.

10. Les parties sphacélées sont complétement éliminées, la plaie est bien détergée et a bon aspect, rosée. On aperçoit les testicules complétement dénudés. Le malade, depuis que le travail de réparation commence, se plaint d'érections nocturnes qui lui causent de vives douleurs.

15. Le malade mange bien, il n'a plus de fièvre; les testicules se recouvrent de bourgeons charnus, les érections nocturnes diminuent. Grâce aux précautions prises, on a prévenu les eschares au sacrum.

Quittant le service le 1er janvier 1884, nous avons depuis trouvé la suite de notre observation, prise par notre successeur.

3 janvier. — La cicatrisation marche rapidement, on voit déjà la verge qui se reconstitue un fourreau aux dépens des tissus voisins, le scrotum est attiré peu à peu vers le centre de la plaie.

10. On est obligé de réprimer les bourgeons charnus avec le nitrate d'argent.

15. La cicatrisation est à peu près terminée, il ne reste plus sur la verge qu'une petite plaie large comme une pièce de vingt centimes, et sur la partie centrale du scrotum, il ne reste à cicatriser qu'un espace large comme une pièce de un franc.

Le fourreau de la verge est presque restauré en entier, il ne reste qu'un anneau cicatriciel large de un centimètre à la base du prépuce, le scrotum est presque entièrement réparé.

OBSERVATION II.

(Communiquée par M. le Dr Marcel Cellier, chirurgien de l'Hôtel-Dieu. — Laval).

Eugène C..., âgé de 16 ans 1/2, habite la ville depuis deux mois; il est employé de commerce. Il a, le 12 août 1882, pratiqué son premier et unique coït avec une femme de 40 ans, ayant eu plusieurs enfants; pas d'étroitesse à invoquer, pas de phimosis congénital.

Le 16 août, ce garçon vient me montrer une balanite très légère, qui ne le gêne pas, mais qui inquiète sa candeur de novice.

Le 20, il est pris de frisson, de vomissements; le prépuce est violacé, douloureux, modérément gonflé. Je le fais entrer à l'hôpital, dans mon service, et le soir il est pris d'une effroyable hémorrhagie qui me paraît venir du prépuce et qui résiste à tous les moyens hémostatiques possibles dans la circonstance. Ce garçon a une excellente constitution; il n'est ni alcoolique, ni diabétique.

Le 21, la gangrène apparaissait franchement, avec des traînées de lymphangite allant jusqu'au pubis, et le 23, d'un coup de ciseaux, je détachais tout le gland complétement gangrené, suivant une ligne oblique, de bas en haut, parallèle au sillon préputial. Je fais une incision sur le dos du prépuce qui s'entamait également, et j'appliquais le pansement de Lister.

En quatorze jours, la suppuration consécutive s'est tarie et la cicatrisation, aidée et dirigée par le nitrate d'argent, s'est définitivement établie.

L'hémorrhagie m'a fait penser à un thrombus artériel, déterminant de l'endartérite et une perforation artérielle intéressant très probablement l'artère dorsale de la verge. Mais cette hémorrhagie ne m'expliquait pas suffisamment la gangrène rapide et étendue qui l'a suivie. Je suis heureux de vous entendre dire qu'il existe pour ces gangrènes une cause encore inconnue.

OBSERVATION III.

(Hôpital Saint-Louis, salle Saint-Louis, lit n° 56).

Le nommé R... Jac., âgé de 24 ans, tailleur, entre dans le service le 6 juillet 1880.

Rien dans les antécédents héréditaires.

Comme antécédents personnels une attaque de rhumatisme articulaire aigu il y a neuf ans.

Rien de spécial à noter ni dans l'alimentation ni dans l'habitation; pas d'excès de fatigue; jamais de syphilis. Le malade couchait avec un de ses amis. *Il n'a pas vu de femme depuis quatre mois.*

Rien d'anormal dans les urines. Intégrité organique et fonctionnelle des viscères.

Il y a neuf semaines, le malade a été renversé par un omnibus, il a eu une frayeur extrême, des contusions mais pas de plaie, ni de fracture. Il s'évanouit, fut rapporté chez lui et semble avoir repris dès les jours suivants toute sa bonne santé habituelle.

Deux semaines après, c'est-à-dire il y a sept semaines, il ressentit un matin en se levant des douleurs occupant la bouche et la gorge, sans raison appréciable. Il raconte qu'il ressentait une gêne notable dans la déglutition et que ses gencives étaient tuméfiées et noirâtres.

Il crut d'ailleurs à un refroidissement et ne s'en préoccupa pas davantage. Huit jours après il eut, dit-il, des ulcérations dans le sillon balano-préputial. Ces écorchures étaient peu douloureuses, ne saignaient pas, n'ont été vues par aucun médecin et étaient au dire du malade recouvertes d'une pellicule blanche. Il ne fit absolument aucun traitement pendant une quinzaine de jours, n'accordant à ces lésions aucune attention.

Au bout d'une quinzaine de jours, il ressentit de plus vives douleurs et le besoin d'un pansement quelconque : il mit tout simplement une compresse trempée dans l'eau fraiche. Le lendemain les accidents ne diminuant pas il alla consulter M. le docteur Landowski.

Le médecin ne remarqua plus rien sur les gencives qui n'étaient plus malades ni sanguinolentes ; les dents étaient à peine déchaussées, mais sur le voile du palais on put constater une vingtaine de taches rondes, isolées, lenticulaires, vineuses (taches de purpura du voile du palais). Rien sur les amygdales ni dans le pharynx.

6 juillet. — C'est-à-dire deux jours après, le malade se présente à la consultation et entre salle Saint-Louis ; depuis la veille les douleurs se sont encore exaspérées, *une rougeur notable a envahi le scrotum, la région pubienne et tout le pénis.* Celui-ci a considérablement augmenté de volume, un *phymosis* s'est déclaré depuis la veille, la verge a véritablement l'aspect d'un battant de cloche.

Toute la région est rouge, enflammée, douloureuse à la moindre pression. Il n'y a ni bourrelet ni épaississement de la peau comme dans l'érysipèle, et il semble qu'on ait affaire à une lymphangite réticulée intense développée à l'occasion et autour d'ulcérations balaniques malproprement soignées.

Le jour même de l'entrée du malade, à la partie postérieure du prépuce, en un point qui correspondait environ à la base du gland, on aperçoit une petite plaque à peine vineuse, violacée, de l'étendue d'une pièce de un franc environ, non pas même en plaque, mais simplement striée de raies brunâtres donnant une teinte générale ardoisée. C'est évidemment un point où le sphacèle se prépare. Soit que ce sphacèle soit la conséquence de l'intensité excessive du travail inflammatoire, soit qu'il soit sous la dépendance d'une adynamie quelconque tenant à l'état général, toujours est-il que dès le lendemain (7 juillet), malgré le repos, les bains, les cataplasmes, les lotions émollientes et une situation appropriée, malgré les toniques à l'intérieur, en un mot, malgré un traitement antiphlogistique énergique, le sphacèle imminent et à peine dessiné la veille s'était accentué et se présentait au lieu indiqué, dans une étendue d'une pièce de deux francs environ et sous l'aspect d'une plaque noire et dure.

Continuation des antiphlogistiques et des toniques.

8 juillet. — Les accidents n'ont été nullement enrayés et la fièvre que le malade avait assez intense, au moment de son entrée à l'hôpital, continuait; pouls fréquent, peau chaude, pas de sueurs. T. 38°,4.

L'état local est vraiment effrayant, tant par l'étendue que par la rapidité des lésions; la verge jusqu'à sa base est extrêmement tuméfiée, les bourses participent au gonflement et atteignent le volume d'une tête de fœtus à terme. Enfin le tout est d'une coloration noire, absolument, dit M. le professeur Fournier, comme si on avait trempé ces parties dans un encrier.

L'état général est tout aussi inquiétant; fièvre vive, continue et surtout adynamie très prononcée, caractérisée par une teinte jaune pâle de la face, défaut d'éclat du regard, un certain état ridé et souffreteux, bien que le malade dise ne ressentir qu'une douleur très confuse dans les régions noires; un certain refroidissement des extrémités; cet état général est rendu encore plus sombre par les taches purpuriques apparues soudainement depuis la veille.

Ces taches sont étendues, occupent les deux paupières, plus prononcées à la paupière inférieure et formant autour des conjonctives intactes de larges lunettes brunes. Pas d'épistaxis; céphalalgie médiocre, mais sensation de profond épuisement.

M. Le Dentu fait immédiatement, malgré l'état général grave et tout en redoutant dans une certaine mesure des hémorrhagies, de larges incisions à titre de débridement. Le gland est tout entier mis à nu au moyen de plusieurs incisions rayonnées.

On ne trouve plus trace des ulcérations que le malade signale comme le début de sa maladie, attendu que bien qu'il y ait une partie considérable du gland qui ait conservé sa coloration normale, il n'en est pas moins vrai qu'à sa base, dans le sillon balano-préputial, le gland participe dans une certaine mesure au sphacèle des parties voisines, et certainement l'élimination ne se fera pas sans une notable perte de substance aux dépens du prépuce et du gland.

Une autre incision longue et profonde de deux centimètres passe un peu à droite du raphé longitudinal du scrotum et l'aspect des parties sous-jacentes que la béance de la plaie permet d'entrevoir, ressemble absolument à une coupe de la rate, tant elle est noire, molle et infiltrée de sang.

Toniques, sulfate de quinine, todd, injections sous-cutanées d'éther et d'ergotine, acides cyaniques, citron.

Le malade n'a pas faim, a soif; ne peut prendre aucun bouillon sans redouter des vomissements; il a toute sa connaissance, tout son calme, dit qu'il souffre peu et demande s'il en a pour longtemps.

9 juillet. — Même état général.

Quelques taches vineuses de purpura sont encore apparentes sur le tronc et y forment disséminées, çà et là, des taches ovalaires du volume d'une pièce de un franc environ, indolentes, ne s'effaçant pas à la pression.

Le malade est très soulagé par les débridements et il y a dégorgement considérable dans les tissus qui tendent à revenir dans leurs dimensions naturelles, surtout le scrotum.

10 juillet. — Une certaine partie du prépuce est enlevée avec les ciseaux sans aucune douleur et absolument mortifiée. Le sphacèle est prononcé surtout au fourreau sur lequel il s'étend sur une très grande surface.

Quant au scrotum il y a lieu d'espérer que les parties reprendront leur vitalité et qu'elles ne seront pas éliminées comme à la verge.

Le purpura augmente encore, de nouvelles taches se sont produites sur le tronc et à la racine des membres inférieurs ainsi qu'à la face, mais il est à remarquer que les membres inférieurs sont à peu près dépourvus de taches purpuriques.

La fièvre n'a pas augmenté d'intensité mais elle continue toujours; pas le moindre délire, mais adynamie profonde (véritable état scorbutique avec lymphite terminée par sphacèle et donnant lieu aux gangrènes et aux ulcérations dites scorbutiques).

15 juillet. — Les plaques purpuriques anciennes diminuent

de coloration et d'étendue ; d'autres surviennent. Les taches du voile du palais s'effacent, une plaque large comme la paume de la main persiste à la hanche droite. Eschare au sacrum. Cette eschare s'étend rapidement et malgré les soins de propreté.

20 juillet. — Le sphacèle du gland s'est accru, il l'a envahi en entier. Le gland affaissé ressemble à une calotte de papier noir durci. Liseré rouge à la périphérie. Bourgeonnement de bonne nature dans les endroits détergés.

État général bon, appétit bon.

Les plaques purpuriques du tronc et des membres perdent de leur coloration.

21 juillet. — Ablation avec les ciseaux du gland sphacélé, les plaques purpuriques, et notamment la plus large, celle de la hanche droite, ont pâli considérablement.

Les eschares du siège persistent.

Bon appétit, pas de fièvre. T. 37°. État général bon.

22 juillet. — Les parties envahies se détergent où était le sphacèle la veille. Bourgeonnement de bonne nature. Quelques points de sphacèle existent encore, mais très limités aux points de contact de la face inférieure du pénis et du haut du scrotum. Le pansement sépare ces parties.

Commencement de réparation de l'eschare au sacrum.

État général satisfaisant, appétit bon.

24 juillet. — Bourgeonnement sur tous les points de la verge où avait existé le sphacèle.

Réparation de l'eschare du sacrum.

État général bon ; facies moins abattu.

27 juillet. — L'amélioration s'accentue pour les parties locales et les forces du malade reviennent. La plaie du gland bourgeonne ; l'urine s'écoule facilement.

15 septembre. — Sortie. Guérison, mais le gland est complétement tombé.

OBSERVATION IV.

(Hôpital Saint-Louis, salle Saint-Louis, lit n° 15).

B... François, 24 ans, terrassier.

Entré le 24 juillet 1881.

Bonne santé habituelle. Antécédents strumeux. Pas de maladie antérieure, pas de syphilis.

Le dernier coït remonte à cinq semaines. Pas d'écoulement, pas de boutons survenus dans ces derniers temps.

Quelques jours avant la Fête nationale, il avait remarqué, à la base du gland, une traînée blanche, absolument indolente, et à laquelle il n'avait attaché aucune importance. Pas de fièvre, pas de douleurs.

Le 15 juillet, après avoir marché une partie de la journée du 14 et dansé dans la nuit du 14 au 15, il remarqua, *en voulant uriner*, que le gland était rouge et tuméfié. Il appliqua alors des compresses imbibées d'eau blanche.

La fièvre ne fut ressentie par le malade que le 19; jamais la mixtion ne fut gênée.

En résumé, début insidieux, sans douleurs, sans état général.

20 juillet. — Le malade raconte que le 20 juillet, dans la nuit, le développement de l'affection prit soudainement des proportions effrayantes. Les douleurs devinrent très vives. Le gland était très rouge, vineux, très enflé. Le malade dès lors dut garder le lit, continuant l'application d'eau blanche.

21 juillet. — Le malade commence à voir une certaine coloration brunâtre sur les parties latérales du fourreau préputial.

22 juillet. — Ces deux bandes noirâtres se réunissent et forment une ceinture à peu près continue autour du gland.

24 juillet. — Le malade vient à la consultation; il présente

un sphacèle de toute l'extrémité antérieure de la verge. Douleurs fort modérées. Le malade est venu en voiture, l'état général est peu inquiétant.

Fièvre sans transpiration. P. 84.

Pas de céphalalgie, langue assez bonne.

Donc état local grave sans réaction vive.

Le malade n'a pour ainsi dire pas d'adénite, à peine une pléiade médiocrement accentuée dans l'aîne droite. D'ailleurs pas d'autres symptômes. Ni hémorrhagie, ni ictère, ni purpura, ni état scorbutique.

Pas de lésion cardiaque, pas de traumatisme ni d'excès, ni d'actes insolites. Cependant dans les premiers jours où l'attention du malade commença à s'éveiller, il se souvient d'érections violentes et prolongées.

Aucun traumatisme, aucune piqûre dont le malade puisse avoir mémoire.

En résumé, les antécédents de ce sphacèle du fourreau sont obscurs et la cause reste encore inconnue.

24 juillet. — Une incision est faite qui permet d'enlever tout le fourreau sphacélé, d'arriver sur le gland qui est lui-même assez profondément entamé. Une sorte de couenne blanche épaisse le recouvre dans sa plus grande partie, excepté en certains points où il y a déjà, de par les mortifications, de notables pertes de substance.

25 juillet. — La portion sphacélée est éliminée en partie; on voit que le sphacèle du tissu cellulaire sous-cutané s'étend plus loin que le sphacèle de la peau. Le tissu cellulaire en effet peut se détacher par lambeaux et en putrilage comme dans les cas de phlegmon diffus. La lésion ressemblerait maintenant à un phlegmon diffus pénien.

L'état général continue à être satisfaisant.

26 juillet. — Examen des urines; ni sucre, ni albumine. Des carbonates.

2 août. — Élimination des eschares. Les corps caverneux sont mis à nu. On voit l'urèthre. Le gland n'est plus représenté que par un petit bourgeon qui sera excisé prochainement.

OBSERVATION V.

(Hôpital Saint-Louis, salle Saint-Louis, n° 71).

R... Édouard, 25 ans, ouvrier en parapluies, entré le 22 juin 1882.

Il y a un mois, peut-être cinq semaines, le malade a remarqué sur la partie postérieure de la rainure glando-préputiale une excoriation superficielle de la largeur d'une pièce de cinquante centimes. Excoriation rouge vif, à fond lisse, à bords en continuité avec les tissus voisins, indolente ; cette écorchure resta stationnaire pendant dix jours environ. Le malade avait commencé ses relations avec la personne incriminée (elle présentait aussi une écorchure, qui, d'après récit, paraît antérieure à l'écorchure du malade), il avait commencé ses relations, disons-nous, 7 semaines avant de remarquer rien d'anormal, et il vit la femme pour la dernière fois quatre jours avant l'apparition de la lésion initiale. Quelques jours après cette apparition, il ressentit une douleur à la pression et pendant la marche dans les deux plis inguinaux où siégeait une adénite qui débuta d'abord du côté droit.

Sitôt que le malade eut remarqué la lésion il fit des applications de pommade balsamique pendant deux jours, puis négligea tout traitement jusqu'à la troisième semaine à compter du jour où il avait vu la lésion primitive.

A cette époque, c'est-à-dire il y a huit jours, il vient consulter M. le professeur Fournier.

Le malade présentait alors depuis deux jours une légère

inflammation du prépuce, inflammation légère, limitée au côté gauche et qui lui laissait la possibilité de découvrir.

Depuis il prit des bains de verge à la guimauve, appliquait du cold-cream qui séjournait fort peu et des compresses sèches qui s'imbibaient d'urine ; urine qui s'infiltrait entre le gland et le prépuce et déterminait une irritation dite salutaire par les amis du malade.

Dans la nuit du 21 au 22 l'inflammation prit une intensité considérable et l'œdème s'étendit avec rapidité aux deux côtés de la région glando-préputiale, le malade ne pouvait plus découvrir, et les phénomènes douloureux deviennent aigus.

22. Le malade entre à l'hôpital.

23. Actuellement. Tuméfaction considérable, écoulement séro-sanguinolent, amincissement et commencement de sphacèle au tiers supérieur. Orifice uréthral entouré d'une zone parcheminée. Douleur, surtout au côté latéral externe (?) où il y a comme un léger étranglement. En avant et en bas la partie la plus tuméfiée formant une grosseur du volume d'un œuf de pigeon au-dessous de la verge, l'inflammation s'étend à toute la moitié antérieure de la verge qui a un diamètre moyen de 0,05 centimètres. Pouls accéléré, faible, mauvais facies.

N'a pas été à la selle depuis le 21.

Lait, limonade, todd, café, extrait thébaïque.

Bain de 2 heures, 4 injections nitrate d'argent 1/200.

26. La partie supérieure de la peau du prépuce est détruite et tombée dans une étendue de 2 centimètres sur 4 transversalement, noire, sèche, luisante. Ce sphacèle a la forme générale d'un chapeau degendarme couché en travers sur la verge.

De chaque côté la peau est lie de vin, luisante, chaude. La peau du prépuce forme avec le gland comme une gouttière où coule un pus séro-sanguinolent et un liquide crêmeux.

A la partie inférieure, le bourrelet que forme le prépuce infiltré est, à sa partie la plus proéminente, noirâtre et sphacélé superficiellement. Ici le derme n'est pas atteint. Tout au plus le corps de Malpighi l'est-il.

OBSERVATION VI.

(Communiquée par M. le Dr Brocq).

Gangrène des téguments de la verge. — N° 19, salle n° 3, hôpital militaire de Marseille.

Le nommé L... Jean, 2e soldat au 58e de ligne, âgé de 25 ans, entre le 3 juin 1877 à deux heures du matin à l'hôpital pour une gangrène du prépuce.

Cet homme, dont l'état de santé antérieur a toujours été excellent, mais qui porte sur son visage des traces visibles d'abrutissement, prétend ne jamais avoir eu de maladies vénériennes, avoir toujours pu découvrir facilement le gland et ne s'être livré que rarement (?) à la masturbation.

Vers le 25 ou le 26 mai il dit s'être aperçu d'un tout petit point noir à la face inférieure du gland, et en avoir été fort étonné. C'était, dit-il, comme une toute petite croûte et tout à fait indolent. Il ne sait point comment cela lui est venu. Mais le lendemain du jour où il s'en est aperçu il semble s'être masturbé. Il répond avec la plus grande répugnance aux questions qui lui sont faites à ce sujet; il semble qu'il ne comprenne pas ce qu'on lui demande, et on a eu le lendemain l'explication de cet état, car il a prétendu le 4 juin ne pas se souvenir de tout ce qui s'était passé dans cette journée du 3 juin.

Ç'a été dans la nuit du premier juin qu'il s'est aperçu que le prépuce enflait, et qu'il s'est senti pris d'une fièvre intense. Le lendemain matin 2 juin il est allé à la visite; le major lui a prescrit des fomentations émollientes ; mais le prépuce a continué à enfler à vue d'œil, la fièvre augmente, l'état général est devenu tellement grave que le malade a été obligé de se coucher. Bientôt il s'est mis à délirer et on a été obligé de le transporter au milieu de la nuit à l'hôpital.

Le 3 juin, le prépuce et la peau de la verge sont très tendus et tuméfiés, l'infiltration va en diminuant jusqu'au pubis. Les téguments ont une couleur livide tirant sur le noir; on pratique séance tenante une incision qui les divise et qui soulage le malade.

Cependant le délire et l'agitation très forte continuent. A sept heures du matin il est pris de vomissements bilieux. La fièvre très intense est de 40°. On prescrit un lavement purgatif et des fomentations avec du vin aromatique tiède.

Le soir on pratique deux nouvelles incisions dans le prépuce qui est ainsi divisé en trois lambeaux entre lesquels apparaît le gland parfaitement intact : le malade est soulagé et la fièvre tombe un peu.

Le 4 juin au matin le malade ne délire plus, mais les téguments de la verge se sphacèlent de plus en plus et prennent une teinte noirâtre. Le soir le malade semble avoir recouvré toute son intelligence. Il donne quelques renseignements, ne sait à quoi attribuer ce qui lui arrive, et dit ne pas se souvenir d'avoir été transporté à l'hôpital et d'y avoir déjà passé une journée. Malgré la marche envahissante de la gangrène, l'état général est meilleur. On continue les fomentations émollientes.

Le 5 juin, tout le prépuce et une partie du fourreau de la verge sont noirâtres et tout autour il commence à se faire un peu de suppuration. L'odeur de sphacèle est tellement intense que l'on fait des lotions et des pansements à l'acide phénique au centième.

Dans la nuit du 5 au 6 juin, l'état général s'aggrave de nouveau. Le malade a du délire et est fort agité. Il souffre beaucoup de la verge qui est très gonflée, d'un rouge livide.

La tuméfaction inflammatoire a gagné le scrotum. La température est de 40°,2, le pouls est petit et fréquent. On donne au malade 6 grammes de bromure de potassium et de l'opium.

Le 7 juin, l'amélioration est notable, la fièvre est tombée : le scrotum est encore rouge et tuméfié, mais les parties gangrénées du fourreau de la verge restent limitées.

Le 8 juin la température est presque normale, les eschares commencent à se détacher nettement des parties saines.

Elles tombent le 13 juin : le prépuce est complétement détaché, une partie de la peau de la verge est également détruite. La plaie est rose, de bonne nature. L'œdème et la rougeur du scrotum et du fourreau de la verge ont disparu.

La plaie se cicatrise peu à peu et le malade sort vers le milieu de juillet sans prépuce et avec une cicatrice vicieuse du fourreau.

OBSERVATION VII.

(Communiquée par M. le Dr Surget. — Entrains, Nièvre).

Le samedi 31 juillet 1880, je suis appelé vers un malade nommé Z..., demeurant à Dordres, village distant d'environ 8 kilomètres, pour voir, me dit son fils, « son bas-ventre qui est enflé ».

Mon malade est âgé de 49 ans, grand, vigoureux, n'ayant « jamais fait de maladie ».

Il se plaint de douleurs à la verge et au scrotum. Je découvre en effet un pénis énorme.

Comme couleur, un fond rouge parsemé de taches livides, ecchymotiques. Quelques piqûres faites par un confrère appelé avant moi, sont sphacélées et recouvertes de vésicules assez élevées.

Prépuce desquamé sur son bord. Gland rouge, tuméfié. Il existe de chaque côté de la base du frein deux taches de gangrène blanche absolument semblables et symétriques de la largeur d'une pièce de vingt centimes.

Le scrotum est légèrement rouge et augmenté de volume. J'ordonne des sangsues sur le pubis, préalablement rasé. — Sulfate de quinine; cataplasmes; bain de siège.

Dimanche 1er août. — État général meilleur; le sphacèle fait des progrès. Scrotum énorme; temp., 38,3.

Le malade se plaint de douleurs aiguës dans les plis inguinaux.

Pas de ganglions.

Lundi 2 août. — Délire dans la nuit, vomissements. Je constate un érysipèle montant jusqu'au nombril et descendant jusqu'à la partie moyenne des deux cuisses; en arrière, il s'étend jusque sur les fesses.

Les plis inguinaux sont *durs*, *très douloureux*, comme épaissis. Toujours pas de ganglions. T. 39°.

Le pénis offre une teinte parcheminée. Le scrotum énorme, d'un noir foncé, sérosité considérable accumulée dans la vaginale. — Eau de Sedlitz, quinine, toniques.

Mardi 3 août. — Délire violent, face grippée, péritonitique, pas de vomissement; l'érysipèle a gagné jusqu'au sternum et descend en arrière jusqu'aux lombes.

Mort le soir.

Comme étiologie, voici ce que j'ai pu recueillir : Le malade a eu des rapports sexuels avec sa femme le 27 juillet au soir.

Le 28, dans la journée, pendant qu'il moissonnait, il fut pris de violentes douleurs dans les jambes, d'une soif atroce. Inappétence absolue pendant toute la journée.

Il ressentit des picotements au bout de la verge et remarqua le soir une légère inflammation au bord du prépuce. Le pénis enfla pendant la nuit.

Un confrère, appelé le lendemain matin, fit autour du prépuce de légères incisions.

Appelé le lendemain, j'ai instamment questionné le malade pour savoir s'il n'avait pas été contusionné d'une façon quelconque en cet endroit. Les réponses furent franchement négatives.

J'avoue que je ne laissai pas d'être embarrassé.

Ai-je eu affaire à une inflammation suraiguë de la verge ayant amené une gangrène consécutive; est-ce au contraire une gangrène d'emblée, suite d'obstruction des vaisseaux?

J'avoue que je penche du côté du pénitis suraigu suivi de sphacèle, car, le premier jour où je vis le malade, l'organe était certainement à l'état inflammatoire.

Maintenant comment, pourquoi, et à quel moment a commencé cette affection?

Des rapports conjugaux ayant eu lieu la veille, il est bien permis de supposer qu'à ce moment le malade ne ressentait rien de ce côté.

La cause occasionnelle de l'inflammation ne m'apparaissant pas, j'ai pensé plus tard à une gangrène spontanée, attiré surtout de ce côté par ces deux surfaces sphacélées, égales, symétriques de chaque côté du frein.

M. le docteur Surget termine en déplorant de n'avoir pas examiné les urines, mais en déclarant que « le malade n'avait jamais éprouvé aucun symptôme pouvant faire penser au diabète, ayant lui-même affirmé le premier jour n'avoir jamais été malade. »

OBSERVATION VIII.

(Prise dans le service de M. le professeur Guyon et communiquée par M. le docteur Méricant, Biarritz).

Le malade était et est encore (déc. 83), garçon de salle dans le service des voies urinaires.

Il s'agit d'un homme jeune, intelligent et de bonne foi, et qui eut certainement répondu aux nombreuses questions que je lui ai adressées.

En 1881, il fut tout d'un coup atteint de gangrène du prépuce dont le thermo-cautère eut d'ailleurs facilement raison. Je crois me rappeler que le gland fut lui-même légèrement entamé.

Point de chancre, ni simple, ni syphilitique, point d'herpès, point de traumatisme de quelque ordre qu'il pût être, rien d'uréthral, pas davantage de lymphangite gangréneuse.

Il s'agissait d'un cas de gangrène spontanée. Mais le malade n'était pas diabétique et ses urines étaient irréprochables. En revanche, il était cardiaque renforcé (insuffisance aortique), hypertrophie du cœur, palpitations, pouls caractéristique, rien ne manquait au tableau.

Très souvent il était obligé pour quelques jours d'interrompre son service en raison de la lésion cardiaque.

L'hypothèse regardée à ce moment comme probable fut que la gangrène du prépuce chez ce jeune homme était d'origine cardiaque; d'autant qu'au niveau de la verge existaient des palpitations artérielles intenses; et en raison de la soudaineté et de la circonscription très rapide de la gangrène, on pensa qu'il s'agissait peut-être d'un accident embolique.

OBSERVATION IX.

Jeune homme de 24 à 25 ans, belle santé antérieure. Constitution robuste. Entré dans mon service pour une gangrène occupant la moitié antérieure de la verge, survenue sans cause connue et s'étant complétée en un très petit nombre de jours.

Au moment de l'entrée, le malade avait de la fièvre et accusait des douleurs très vives. La gangrène paraissait limitée, mais le sillon d'élimination n'était pas encore tracé réellement.

Les pansements avec la solution phéniquée à 2/100 sous forme de pulvérisations ou d'enveloppement dans des compresses imbibées du même liquide amènent un soulagement rapide.

La séparation de la partie sphacélée se fit en une semaine environ et la cicatrisation ne se fit pas par trop longtemps attendre.

L'examen le plus attentif, l'interrogatoire le plus minutieux ne purent nous faire découvrir l'étiologie de cette gangrène.

OBSERVATION X.

Communiquée par M. le docteur Challan de Belval, chirurgien en chef de l'hôpital de Lons-le-Saulnier).

X..., boucher de profession, âgé de 40 ans, d'une vigoureuse constitution, mais adonné à l'alcool, se trouvait dans une maison de débauche où après s'être livré et avoir été livré à toutes sortes d'excès que nous nous abstiendrons de décrire, était tombé épuisé sur un lit. Des camarades de débauche et les femmes eurent alors l'idée de le réveiller en arrosant son pénis d'eau-de-vie brûlée encore chaude. Il y eut en effet une nouvelle érection dont une femme profita pour se livrer de nouveau et pendant longtemps à certaines opérations.

Dès le lendemain on constatait un œdème considérable de la verge avec coloration terne de la peau et apparition de nombreuses phlyctènes sans violentes douleurs cependant.

Le soir même la gangrène était manifeste, la fièvre éclatait avec 140 pulsations, le pouls petit, et une remarquable anxiété respiratoire.

Très rapidement, et malgré de larges incisions le scrotum fut envahi, devint d'un noir grisâtre, laissant écouler des liquides d'une grande fétidité; puis le malade tomba dans l'adynamie et mourut le neuvième jour. Le scrotum était complétement envahi.

L'autopsie ne fut pas faite.

OBSERVATION XI.

Communiquée par M. le Dr Camuset (Dijon).

Un cas de gangrène de la verge s'est montré dans la pratique de M. le Dr Lombard, de Dôle.

Autant qu'il m'en souvient M. Lombard a pu le rattacher à une pustule maligne.

La gangrène s'était étendue en peu de jours à tout le scrotum et à la verge. Les testicules étaient découverts et il a fallu les *rembourser*, passez-moi le mot, à l'aide d'un emprunt fait à la peau des cuisses.

INDEX BIBLIOGRAPHIQUE.

Bérard. — Arch. gén. de méd., 1870.

Bourgeois. — Union méd., 1861.

Chauveau. — Rev. de chirurgie, 1882.

Chauveau. — France méd., 1884.

Cornil et Ranvier. — Man. d'histologie path., 1881.

Demarquay. — Arch. gén. de méd., 1870.

Fournier. — Semaine médicale, 1883.

Frerichs. — Zelts f. Klin. méd. Breslau, 1855.

Gigon. — Union médicale, 1861.

Jaccoud. — Traité de Path. interne.

Jalaguier. — De la Lymphangite gangréneuse, thèse, 1880.

Lécorché. — Traité du Diabète.

Masserell. — Arch. f. Klin méd., 1869.

Monod et Brun. — in Dict. encycl. des sciences méd., T. XXII.

Nicaise. — Revue de chirurgie, 1882.

Pye. — Mém. de la Soc. de méd. de Londres.

Rondot. — De la gangrène spontanée.

Rostan. — Gaz. des Hôp., 1853.

Paris. — Imp. F. Pichon, 282, rue Saint-Jacques, et 24, rue Soufflot.

www.ingramcontent.com/pod-product-compliance
Ingram Content Group UK Ltd.
Pitfield, Milton Keynes, MK11 3LW, UK
UKHW021001180726
13838UKWH00003B/1411